AF358382

# LE
# SERVICE VÉTÉRINAIRE
## DANS LES DIVERSES ARMÉES DE L'EUROPE



## GRADES, EFFECTIF, RANG, TRAITEMENT DES VÉTÉRINAIRES

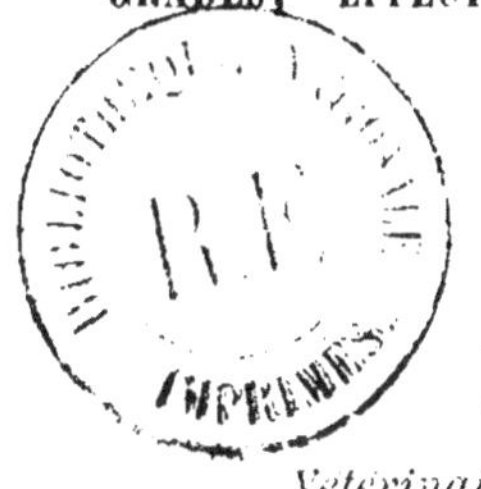

## Par G. CHÉNIER

*Vétérinaire à l'État-Major de la place de Lyon*

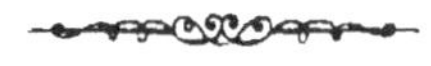

(Extrait de l'Écho des Sociétés et Associations vétérinaires de France.)

LYON

IMPRIMERIE SCHNEIDER FRÈRES

Quai de l'Hôpital, 12

—

1881

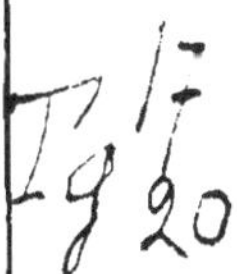

# LE SERVICE VÉTÉRINAIRE

## dans les diverses armées de l'Europe [1]

---

### GRADES, EFFECTIF, RANG, TRAITEMENT DES VÉTÉRINAIRES

---

### Angleterre.

La constitution du corps des vétérinaires de l'armée anglaise est déterminée par un acte royal en date du 1er avril 1878. Ce corps comprend :

| | | |
|---|---|---|
| 2 vétérinaires | principaux | *(principal veterinary surgeons)* ; |
| 7 | — | inspecteurs *(inspecting veterinary surgeons)* ; |
| 40 | — | de 1re classe *(veterinary surgeons 1 st. class.)* ; |
| 88 | — | commissionnés *(veterinary surgeons)*. |

---

(1) Nous devons la plupart des documents, qui nous ont servi pour établir ce travail, à l'obligeance de :

MM.

Edholm, vétérinaire en chef, membre de l'Institut vétérinaire de Stockholm ;
Fleming, vétérinaire-inspecteur de l'armée anglaise ;
Hugues, vétérinaire militaire de 1re classe, à Tournai (Belgique) ;
Magureano, vétérinaire, à Bucharest ;
Micellone, vétérinaire militaire, à Pise ;
Riat, vétérinaire, à Damvant (Suisse) ;
Santiago de la Villa, professeur à l'Ecole vétérinaire de Madrid ;
Dr Schmoulewitsch, du département médical militaire, à Saint-Pétersbourg ;
Thomassen, professeur à l'école d'Utrecht.
Zundel, vétérinaire supérieur d'Alsace-Lorraine, à Strasbourg.
Le Chargé d'affaires de France à Lisbonne.

Nous nous faisons un devoir d'adresser ici à nos honorables correspondants nos plus vifs remerciements.

L'un des vétérinaires principaux en résidence à Londres, a le
le grade de colonel; l'autre (en résidence aux Indes), celui de lieutenant-colonel. Les vétérinaires inspecteurs ont le rang de major ; les
vétérinaires de 1re classe, le rang de capitaine, et les vétérinaires
commissionnés, le rang de lieutenant.

Sous le rapport des honneurs et préséances, le rang que les vétérinaires occupent dans l'armée anglaise entraîne tous les avantages
attachés au grade militaire correspondant, excepté en ce qui concerne
le choix des fourrages et le choix des quartiers.

Quant à leur solde, elle est beaucoup plus élevée — un tiers à la
moitié en plus — que celle des officiers des grades correspondants.
Elle varie, du reste, selon que les titulaires sont en Europe ou aux
Indes ; selon aussi l'ancienneté de grade et de service, et, pour les
vétérinaires du grade inférieur, selon qu'ils ont été commissionnés
avant ou depuis l'acte royal de 1878.

La solde d'Europe est :

Pour le vétérinaire principal . . . . . . . de 21,500 fr. (1)
Pour les vétérinaires inspecteurs . . . . de 11 à 13,000 fr.
—          de 1re classe. . . . de 7 à 10,950 fr.
—          commissionnés. . . de 4,560 à 6,600 fr.

La solde des Indes est, en chiffres ronds :

De 35,000 fr. pour le vétérinaire principal ;
De 30,000 fr. pour les vétérinaires inspecteurs ;
De 16 à 20,000 fr. pour les vétérinaires de 1re classe ;
De 11 à 12,000 fr. pour les vétérinaires commissionnés.

Nous nous occuperons plus loin du recrutement, du fonctionnement
du service et de la situation des vétérinaires dans les commissions de
remonte.

### Belgique.

L'organisation qui régit actuellement le corps des vétérinaires militaires belges est toute récente. Les améliorations dont la constitution de ce corps a été l'objet sont dues en grande partie aux efforts
et démarches de quelques vétérinaires dévoués.

---

(1) Pour rendre cette étude plus claire, nous exprimerons toutes les soldes en monnaies
françaises.

Cette organisation comporte :

    1 vétérinaire en chef, solde de 6,500 fr.
    2 vétérinaires principaux, solde de 5,100 fr.
  10    —     de 1re classe, solde de 4,600 fr.
  13    —     de 2e classe, solde de 3,250 fr.
   8    —     de 3e classe, solde de 2,800 fr.

Dans l'armée belge, les vétérinaires doivent fournir leur cheval. Sous tous les autres rapports, ils sont assimilés à la hiérarchie militaire proprement dite, les vétérinaires de 3e classe aux sous-lieutenants, ceux de 2e classe aux lieutenants et ainsi de suite.

Comparée à celle de 1870, cette organisation marque un progrès réel, certainement très apprécié de nos confrères belges. Mais elle ne répond pas encore à leurs légitimes aspirations.

Ils avaient espéré l'organisation suivante :

1 inspecteur vétérinaire, ayant rang de lieutenant-colonel et un traitement de 7,100 fr.

3 vétérinaires de régiment de 1re classe, ayant rang de major et un traitement de 6,300 fr.

9 vétérinaires de régiment de 2e classe, ayant rang de capitaine de 1re classe et un traitement de 5,100 fr.

5 vétérinaires adjoints de 1re classe, ayant rang de capitaine de 2e classe et un traitement de 4,200 fr.

8 vétérinaires adjoints de 2e classe, ayant rang de lieutenant et un traitement de 3,250 fr.

8 vétérinaires adjoints de 3e classe, ayant rang de sous-lieutenant et un traitement de 2,800 fr.

## Pays-Bas.

Le personnel vétérinaire de l'armée des Pays-Bas comprend :

1 vétérinaire lieutenant-colonel, solde de 7,560 fr.

1 vétérinaire major, solde de 6,720 fr.

6 vétérinaires capitaines, soldes variant entre 4,620 et 5,880 fr., selon l'ancienneté de grade et de service.

16 vétérinaires 1ers et 2es lieutenants, soldes variant entre 2,940 et 3,990 fr., selon le grade et l'ancienneté de service.

Les vétérinaires militaires hollandais ont les mêmes prérogatives que les autres officiers.

## Suède.

Le service vétérinaire de l'armée suédoise est en ce moment en voie de réorganisation. Nous ferons connaître ultérieurement la nouvelle organisation.

## Russie.

Le corps des vétérinaires militaires russes a une organisation qui diffère sensiblement des précédentes.

D'abord en Russie, comme, d'ailleurs, en Hollande, en Portugal et en Grèce, le service vétérinaire fait partie du service de santé de l'armée. Ensuite les grades des vétérinaires et leur avancement diffèrent selon qu'ils appartiennent à la garde, à l'armée ou qu'ils sont attachés à des districts militaires.

Dans l'armée, les vétérinaires débutent par le grade de capitaine et peuvent avancer jusqu'à celui de sous-colonel (lieutenant-colonel). Les vétérinaires de la garde ont le grade de major et peuvent avancer jusqu'au grade de colonel. Enfin, il y a quatorze vétérinaires de districts militaires (armée et garde) qui ont le grade de sous-général et peuvent arriver à celui de général.

En résumé, le corps des vétérinaires militaires russes se décompose ainsi :

| | | |
|---|---|---|
| 5 | vétérinaires | généraux ; |
| 10 | — | sous-généraux ; |
| 24 | — | colonels ; |
| 45 | — | sous-colonels ; |
| 36 | — | majors ; |
| 24 | — | capitaines ; |
| 121 | — | sans grades. |

Ce dernier terme demande à être interprété. Dans l'armée russe les médecins et les vétérinaires ne peuvent recevoir leur premier *grade* qu'après quatre années de service. Les 121 vétérinaires « sans grades » sont donc de jeunes vétérinaires qui appartiennent à l'armée depuis moins de quatre ans. Pendant ces quatre années, ils n'en ont pas moins l'uniforme et les droits des capitaines ou des majors selon qu'ils sont dans l'armée ou dans la garde. Ajoutons que, le premier grade acquis, ils reçoivent immédiatement le second.

Sous le rapport de l'assimilation et de la hiérarchie, les vétérinaires, comme les médecins et les intendants, ne sont pas entièrement assimilés aux autres officiers. Comme honneurs, marques de respect, autorité, discipline, en un mot comme prérogatives extérieures, ils ont bien les mêmes droits et les mêmes devoirs que les autres officiers ; mais ils ont des *grades civils* correspondant aux grades militaires ; ils ne sont pas considérés comme *combattants*.

Pour bien saisir cette nuance, il faut savoir que dans l'organisation militaire de l'empire russe il y a deux éléments bien tranchés : le COMBATTANT et le FONCTIONNAIRE. A la première catégorie appartiennent les officiers des corps de troupe et ceux qui exercent un commandement *effectif*. A la seconde appartiennent les médecins, les intendants, les vétérinaires, les pharmaciens, les employés de l'artillerie et du génie, les chefs de musique, etc.

Quant au rang qu'occupent les vétérinaires sur l'échelle d'assimilation dont nous avons parlé plus haut et qui va du *porte-épée*, 14e degré, au *feld-maréchal*, 1er degré, il est naturellement différent selon le grade et va du 9e au 4e degré. Le 5e degré, sous-général, n'existe que dans la hiérarchie des non-combattants. Tous les autres existent dans la catégorie des combattants et dans l'ordre des fonctionnaires.)

La solde des vétérinaires dans l'armée russe n'est pas calculée sur un taux qui reste invariable pendant toute la durée du temps qu'ils passent dans le même grade ; comme celle des vétérinaires de l'armée anglaise, elle augmente progressivement avec l'ancienneté. La solde de début est de 1,600 à 2,400 francs par an. Ceux de districts ont de 5 à 6,000 francs. Après chaque période de cinq années cette solde s'augmente d'un quart, en sorte qu'après vingt années de service leur traitement se trouve doublé.

Si on établit une comparaison entre le traitement des vétérinaires militaires russes et celui des officiers combattants des grades correspondants, on constate qu'il est supérieur jusqu'au grade de colonel et inférieur dans le grade de général.

## Allemagne.

(Bavière exceptée).

Le personnel vétérinaire dans l'armée allemande comprend :

16 vétérinaires inspecteurs (*Korps-Rossarzt*), répartis ainsi :

| | |
|---|---|
| Garde | 1 |
| Armée prussienne | 11 |
| Saxe | 1 |
| Wurtemberg | 1 |
| Bade | 1 |
| Alsace-Lorraine | 1 |

121 vétérinaires supérieurs (*Ober-Rossarzt* ;

201 vétérinaires (*Rossarzt*) ;

138 sous-vétérinaires (*Unter-Rossarzt*).

Au total 475 vétérinaires de tous grades.

Sous le rapport de la hiérarchie, le situation des vétérinaires militaires allemands n'est rien moins que brillante. Les vétérinaires de corps et les vétérinaires supérieurs seuls ont rang d'officier ; encore n'en ont-ils pas toutes les prérogatives ; ils sont un peu comme les chefs de musique en France, et les trésoriers-payeurs en Allemagne : leur rang n'est pas très bien déterminé. Quant aux vétérinaires et sous-vétérinaires, ils n'ont que le rang de sous-officier. Les premiers sont assimilés aux maréchaux-de-logis chefs *(wachtmeister)* : les vétérinaires inférieurs aux *vice-wachtmeister.*

Au moment de la prussification de l'Allemagne, la Prusse a en quelque sorte imposé son organisation vétérinaire aux Etats qu'elle a absorbés. La Bavière seule a résisté et maintenu la sienne. A la suite de cette mesure, la grande majorité des vétérinaires militaires de la Saxe, de la Hesse, de Wurtemberg et du duché de Bade ont préféré démissionner plutôt que d'accepter une situation inférieure à celle qu'ils avaient eue, jusqu'alors, dans leurs armées respectives. Ils ont été remplacés par des vétérinaires prussiens.

Il paraîtra même surprenant que l'administration de la guerre en Prusse trouve le moyen de recruter un personnel vétérinaire à peu près suffisant pour les besoins du service. Il faut en chercher la raison dans le mode même de ce recrutement et les conditions dans lesquelles il s'effectue. Si le recrutement des vétérinaires militaires se fait sans trop de difficultés, cela tient bien un peu aussi à ce que, sous le rapport de la solde, ils sont mieux traités que sous ceux du rang et de la considération militaire. Le règlement autorise, en effet, les commandants généraux à allouer, dans certaines conditions, des secours ou subventions aux vétérinaires, et donne aux chefs de corps le pouvoir d'accorder, à ceux qui déploient un zèle particulier pour le service, des gratifications prélevées sur les économies réalisées dans le ferrage et les dépenses pour médicaments, et sur le produit de la vente du fumier.

### Bavière.

Dans l'armée bavaroise, le service vétérinaire est assuré par des vétérinaires titulaires et par des vétérinaires volontaires d'un an. Les premiers sont au nombre de 54, dont :

1 vétérinaire supérieur *(Oberstabs-Rossarzt)*, attaché au ministère de la guerre ;

2 vétérinaires de corps *(Corpstabs-Rossarzt)* ;

15   —   d'état-major *(Stabs-Rossarzt)* ;

19   —   de 1re classe *(Rossarzt)* :

17   —   de 2e classe   —

Dans l'armée bavaroise, les vétérinaires sont assimilés aux autres officiers sous le rapport des honneurs et préséances, sauf en ce qui concerne les honneurs rendus par les postes et les fonctionnaires.

Sous le rapport de la hiérarchie et sous celui de la solde, ils sont traités ainsi :

Le vétérinaire supérieur a le rang de lieutenant-colonel et un traitement de 7,500 fr. environ ;

Les vétérinaires de corps ont celui de commandant et un traitement de 4,000 fr. environ ;

Les vétérinaires d'état-major ont celui de capitaine et un traitement de 3,600 fr. environ ;

Les vétérinaires de 1re classe ont celui de lieutenant en 1er et un traitement de 2,200 fr. environ ;

Les vétérinaires de 2e classe ont celui de lieutenant en 2e et un traitement de 2,000 fr. environ.

Quant aux vétérinaires volontaires d'un an, qui, comme nous l'avons dit plus haut, contribuent dans une certaine mesure à assurer le service, ils ont le rang et le traitement des vétérinaires de 2e classe.

En somme, sans être brillante, la position des vétérinaires dans l'armée bavaroise est bien supérieure à celle qui est faite à leurs collègues de l'armée prussienne. Aussi le recrutement des vétérinaires militaires bavarois ne rencontre-t-il pas les mêmes difficultés et fournit des éléments plus capables que dans les autres Etats de l'Allemagne.

### Autriche-Hongrie.

Dans l'armée austro-hongroise, le service vétérinaire est confié à :

15 vétérinaires supérieurs de 1re classe (*Oberthierarzt*) ;
14      —      de 2e classe      —
20 vétérinaires (*Oberlieutenants*) ;
28 aides-vétérinaires (*Underthierarzt*) ;
auxquels il faut ajouter 15 à 20 *assistants-vétérinaires*.

Les vétérinaires supérieurs ont le rang de chef d'escadron ou de capitaine, selon leur classe ; les vétérinaires, celui de sus-lieutenant, et les aides, celui de lieutenant. Sous le rapport des préséances, il n'y a pas toutefois assimilation complète avec les autres officiers. Tout en ayant le rang des officiers des grades correspondants, les vétérinaires reçoivent le salut des grades inférieurs, mais ils le doivent à grade égal.

Sous le rapport des prestations en argent, *il y a égalité absolue* entre les vétérinaires et les autres officiers par correspondance de grade. Le traitement des vétérinaires est donc celui des lieutenants.

sus-lieutenants, capitaines et commandants : il se chiffre par 1,250, 1,500, 1,800, 2,250 et 3,000 fr. selon le grade. Ces chiffres ne représentent, du reste, que la solde brute. Diverses indemnités y sont ajoutées, notamment une indemnité de logement parfois assez élevée : ainsi elle est de 1,500 fr. pour les vétérinaires supérieurs en résidence à Vienne. Quant aux assistants vétérinaires, ils ont bien le rang de lieutenant, mais ils ont un traitement moindre, celui de la 12e classe de fonctionnaires, tandis que les aides-vétérinaires ont le traitement de la 10e classe.

### Roumanie.

La service vétérinaire dans l'armée roumaine est assuré par 44 titulaires, dont :

3 vétérinaires de régiment, de 1re classe; solde de 5,640 fr. ;
7     —          de 2e classe;   —     4,200 »
1    —   de division de 1re classe,   —    3,000 »
14   —       —   de 1re classe,   —    2,640 »
19 sous-vétérinaires,              —    1,080 »

Sous le rapport des prérogatives, les vétérinaires roumains sont complètement assimilés aux officiers, à l'exception de la catégorie des sous-vétérinaires. Ceux-ci n'ont que le rang d'adjudant et n'ont pas droit à un cheval, ni à un cavalier-ordonnance.

Les vétérinaires de division ont le rang de sous-lieutenant ou de lieutenant, selon leur classe ; ceux de régiment ont le rang de capitaine ou de major.

La catégorie des sous-vétérinaires ne compte pas seulement des sujets diplômés, mais encore ceux que nous appellerions en France des vétérans de 4e année. Nous reviendrons sur ce point lorsque nous aurons à nous occuper de la question de recrutement.

### Italie.

Le corps des vétérinaires militaires italiens compte :

1 vétérinaire inspecteur (*Tenente, Colonnelle veterinario*) ;
7 majors vétérinaires (*Maggiori veterinari*) ;
40 capitaines vétérinaires (*Capitani veterinari*) ;
63 lieutenants vétérinaires (*Tenenti veterinari*) ;
31 sous-lieutenants vétérinaires (*Sottotenenti veterinari*).

La solde des vétérinaires militaires italiens est de 1,800 à 5,000 fr., selon le grade. Cette solde est susceptible d'une majoration qui varie entre 120 et 400 fr., selon le grade, après six ans de grade.

Le vétérinaire-inspecteur et les majors-vétérinaires ont en outre droit à une indemnité de chevaux de 185 fr. et à une ou deux rations de fourrages, selon le nombre de chevaux qu'ils possèdent. Les vétérinaires des trois grades inférieurs ont un cheval exclusivement pour le service, et partant n'ont pas d'indemnité de cheval.

Sous le rapport des prérogatives, honneurs et préséances. les vétérinaires sont, sur tous les points, non seulement assimilés aux officiers des grades correspondants, mais encore ils ont le *grade effectif*.

Pour montrer combien en Italie l'assimilation des vétérinaires aux autres officiers est complète, nous dirons que, comme les médecins. les commissaires et les comptables, ils entrent, d'après une décision du 27 décembre 1873, dans les commissions disciplinaires, sans limite de nombre, uniquement parce qu'ils y sont appelés par leur grade et leur ancienneté.

Mais si, sous le rapport des prérogatives, nos confrères d'au-delà des Alpes ont pleine satisfaction, il n'en est pas ainsi sous celui du traitement. Par une étrange anomalie, leur solde est celle de l'infanterie. Aussi font-ils des démarches pour obtenir : 1° la solde de la cavalerie ; 2° l'élévation au grade de colonel du vétérinaire inspecteur : 3° que le plus ancien des majors vétérinaires ait le rang de lieutenant-colonel ; 4° qu'il y ait 12 majors vétérinaires, c'est-à-dire un par corps d'armée et par dépôt de poulains. Ajoutons qu'il n'existe aucun règlement officiel concernant le service vétérinaire dans l'armée italienne, et que la sortie de ce règlement figure parmi les desiderata de nos confrères italiens.

### Espagne.

L'article 2 du règlement organique du 13 juillet 1864. relatif au corps des vétérinaires militaires, donne l'organisation suivante :

| Clases (classes). | Consideracion militar (rang). | Sueldo (solde). |
|---|---|---|
| Profesor mayor (*vét. en chef*). | Teniente coronel, | 4,680 fr. |
| Profesores de escuela (*vét. d'écoles*). | Comandante. | 4,160 |
| Profesor 1.º (*vét. en 1er*). | Capitan. | 3,120 |
| Profesor 2.º (*vét. en 2e*). | Teniente (lieutenant). | 2,392 |
| Profesor 3.º (*vét. en 3e*). | Alférez (sous-lieut.). | 1,872 |

Il y a 1 vétérinaire en chef et 7 vétérinaires d'écoles. Toutefois, le vétérinaire d'écoles à l'armée de Cuba peut appartenir au grade supérieur. Pour les autres grades, l'effectif n'en est pas fixé immuablement. Il est spécifié dans le règlement qu'il y aura le nombre de vétérinaires en 1er, en 2e et en 3e « qu'on jugera nécessaire. » Il est même probable que ce nombre est assez élastique, car les documents qui nous ont été adressés d'Espagne ne donnent aucun chiffre sur ce point.

D'après la *Revue militaire de l'étranger*, du 21 juin 1875, l'armée espagnole compterait 122 vétérinaires de tous grades, tandis que d'après le n° du 16 août 1881, de la même publication, elle en compterait 232. Le premier chiffre nous parait plus exact, car il est plus en proportion avec l'effectif des troupes à cheval de l'armée espagnole et l'importance de ses établissements de remonte. La différence qui existe entre ces documents provient peut-être aussi de ce qu'en Espagne il y a deux espèces de grades : le grade *effectif* analogue au grade dans l'armée française, et le grade *caractérisé*, soumis au bon vouloir, à la faveur, donnant droit aux insignes et aux honneurs, mai non à l'autorité et à la solde. Il est donc probable que parmi les 232 vétérinaires, que la *Revue militaire* dit exister dans l'armée espagnole au 1er janvier 1881, il s'en trouve qui n'ont que le grade caractérisé.

Sous le rapport de la hiérarchie, l'assimilation avec les autres officiers est complète pour les questions de solde, de logement, de transport à bord des navires, de gratification, etc. Mais leur position militaire signalée à l'article 2 ne les exempte pas d'être soumis, pour les actes du service à leurs chefs et officiers, quel que soit leur grade, dans les régiments et établissements militaires.

Nous n'avons pas à revenir sur la question de solde, que nous avons fait connaître en même temps que l'organisation constitutive du corps. Nous ajouterons seulement que cette solde est susceptible d'une augmentation coloniale pour les vétérinaires détachés à Cuba et dans les autres colonies.

### Portugal.

Le service vétérinaire militaire en Portugal est rattaché au service de santé de l'armée, qui est indépendant et correspond directement avec le ministère de la guerre.

Il comprend :

4 vétérinaires de 1re classe, assimilés au grade de capitaine.
5    —    de 2e classe,    —    de lieutenant.
8    —    de 3e classe,    —    de sous-lieutenant.

La solde des vétérinaires dans l'armée portugaise correspond à celle des autres officiers de grades correspondants. Nous n'en connaissons pas le taux.

Telle est la situation faite aux vétérinaires dans les principales armées de l'Europe (1). Nous allons maintenant mettre en parallèle celle qui leur est faite dans l'armée française.

## France.

Le cadre des vétérinaires militaires, en France, est fixé par la loi du 13 mars 1875, relative à la constitution des effectifs de l'armée. Il comprend :

> 5 vétérinaires principaux de 1re classe :
> 5          —          de 2e classe ;
> 143 vétérinaires en premier ;
> 151 vétérinaires en second ;
> 115 aides-vétérinaires ;

Et des vétérinaires stagiaires en nombre variable selon les besoins du service.

---

(1) Nous ne savons que fort peu de choses sur le service vétérinaire dans l'*armée grecque* ; et, malgré plusieurs démarches, nous n'avons pu obtenir aucun renseignement sur celui de l'*armée danoise*.

Dans l'*armée bulgare*, les vétérinaires, comme les médecins militaires, sortent pour la plupart de l'armée russe. Ceux qui ont, préalablement, obtenu l'autorisation du gouvernement russe conservent d'ailleurs tous les droits acquis par eux au service de la Russie, et peuvent à tout moment y rentrer. Tout le temps qu'ils ont passé dans l'armée bulgare leur est compté.

D'après une lettre que Dubroca écrivait, vers l'année 1850, à M. Bouley, le corps des vétérinaires militaires *turcs* comprendrait cinq grades correspondant à ceux de la hiérarchie militaire et dont le plus élevé serait celui de lieutenant-colonel.

Bien que la *Suisse* n'ait pas d'armée permanente, comme les autres nations, elle n'en a pas moins un service vétérinaire militaire parfaitement organisé et pouvant fonctionner immédiatement en cas de mobilisation.

Ce service comprend :
> 1 vétérinaire en chef, ayant rang de colonel ;
> des vétérinaires d'état-major, ayant rang de major ou de capitaine ;
> des vétérinaires de corps, ayant rang de premiers lieutenants.

Aux documents qui précèdent, nous croyons devoir joindre les suivants qui concernent le *Japon* et que nous empruntons à une communication que notre collègue, M. Aureggio, lit, l'année dernière, à la Société centrale.

« Le service vétérinaire militaire du Japon comprend actuellement cinq grades dont le plus élevé correspond à celui de chef de bataillon ; sa composition est la suivante :

« 1 vétérinaire inspecteur ;
« 2 vétérinaires majors ;
« 13 vétérinaires aides-majors ;
« 6 vétérinaires adjoints ;
« et un nombre variable de *vétérinaires sous-adjoints* qui n'ont pas d'assimilation. »

Sous le rapport du traitement, les vétérinaires reçoivent la solde de la cavalerie, savoir :

Les vétérinaires principaux de 1<sup>re</sup> classe, celle de lieut<sup>t</sup>-colonel, ci. 6,264 fr.
       —         de 2<sup>e</sup> classe, celle de chef d'escadron, ci. 5,256
Les vétérinaires en premier, celle de capitaine en second, ci...... 3,204
       —      en second, celle de lieutenant en premier, ci..... 2,592
Les aides-vétérinaires, celle de sous-lieutenant, ci............. 2,370
Quant aux stagiaires, ils ont une solde spéciale qui est de........ 1,728

Depuis 1852, il n'est accordé aux vétérinaires ni gratification, ni prime de gestion. Ils ont droit seulement à des indemnités spéciales et à des allocations supplémentaires : en Algérie, dans les dépôts de remonte, dans les écoles militaires et dans quelques grandes villes comme Paris, Lyon ; en un mot, dans les circonstances où les autres officiers en perçoivent (1). En outre, depuis 1876, *la pratique civile leur est interdite.*

Si maintenant on veut bien se reporter aux documents relatifs au service vétérinaire dans les armées étrangères, la comparaison établira bien vite la position d'infériorité des vétérinaires militaires français.

Un tableau d'ensemble fera mieux ressortir encore ce fait en ce qui concerne la question d'avancement :

|  | Officiers généraux. | Officiers supérieurs. | Officiers subalternes. |
|---|---|---|---|
| En France...... | » | 10 | 440 |
| Angleterre... | » | 9 | 128 |
| Belgique..... | » | 3 | 31 |
| Hollande..... | » | 2 | 22 |
| Russie ...... | 5 | 115 | 145 |
| Bavière...... | » | 3 | 51 |
| Autriche..... | » | 15 | 62 |
| Roumanie ... | » | 3 | 41 |
| Italie........ | » | 8 | 134 |
| Portugal..... | » | » | 17 |
| Espagne..... | » | 8 | 122 (?) |

Si nous établissons une proportionnalité de grade, nous voyons

---

(1) Nous faisons abstraction de l'indemnité de route parce qu'elle existe dans toutes les armées.

que le nombre des vétérinaires des grades supérieurs est, par rapport
à l'effectif total, de :

>  45 % en Russie ;
>  19 à 20 % en Autriche ;
>  9 % en Belgique ;
>  8 à 9 % en Hollande et en Espagne :
>  6 à 7 % en Angleterre et en Roumanie ;
>  5 à 6 % en Italie et en Bavière ;
>  *Tandis qu'il n'est guère que de 2 % en France.*

On arriverait à des déductions identiques en établissant une proportionnalité de grade entre les vétérinaires des grades inférieurs et
ceux du grade de capitaine.

Aussi, tandis que, dans la plupart des armées étrangères, les vétérinaires ont un avancement relativement rapide, en France, un aide
met, en temps ordinaire, de six à neuf ans pour passer vétérinaire en
second et de sept à douze ans pour passer vétérinaire en premier.
Quant au *principalat*, le nombre d'emplois qu'il comporte est si re-
streint en France que le grade de vétérinaire en premier *(solde de
capitaine en second)* y est à peu près considéré comme le dernier
terme de l'avancement, comme le « bâton de maréchal » des vétérinaires.

Les mêmes déductions vont se reproduire encore si nous envisa-
geons la question du traitement. Tandis qu'en Angleterre, en Belgique, en Hollande, en Russie, etc., les vétérinaires voient leurs servi-
ces convenablement rétribués dès leur entrée dans l'armée et leur
traitement progresser sensiblement avec l'ancienneté de service, en
France l'armée ne leur offre guère que la gêne pendant les quinze ou
vingt premières années de leur carrière, et pas même l'aisance pendant
celles qui précèdent la retraite !

Mais c'est surtout sous le rapport de la hiérarchie que la comparaison fait ressortir le degré d'infériorité de la condition des vétérinaires
militaires français. Nous avons vu que, en Italie, les vétérinaires militaires avaient le *grade effectif* et que dans la plupart des autres
États leur position leur donnait *assimilation* aux grades de la hiérarchie militaire ; en France « la hiérarchie vétérinaire est toute spéciale
et ne comporte l'exercice NI DIRECTEMENT, NI PAR ASSIMILATION, de
grades militaires » 1. Et non seulement les vétérinaires militaires

---

(1) Règlement du 26 décembre 1876.

français ne sont pas assimilés aux autres officiers, mais ils n'ont pas même *rang* à la hauteur du grade correspondant ; *ils prennent rang après.*

> Le vétérinaire principal de 1re classe, après le lieutenant-colonel :
> Le vétérinaire principal de 2e classe, après le commandant ;
> Le vétérinaire en premier, après le capitaine ;
> Le vétérinaire en second, après le lieutenant ;
> L'aide-vétérinaire, après le sous-lieutenant ;
> Quant à l'aide-vétérinaire stagiaire, on n'a jamais pu savoir, au juste, *après qui* il prenait rang.

C'est là une situation extrêmement fausse, dont les conséquences fâcheuses sont ressenties à tous les degrés de la hiérarchie, mais surtout par les vétérinaires des grades inférieurs.

En résumé, de quelque côté qu'on envisage la question — avancement, traitement, hiérarchie — on arrive invariablement à cette étrange conclusion qu'en France, la patrie de Bourgelat, le berceau de la médecine vétérinaire ; en France, où les vétérinaires militaires sont *combattants* en temps de guerre (1) ; en France, enfin, où ils doivent tout leur temps à l'État, ils se trouvent, par rapport à ceux des autres armées de l'Europe, à une ou deux exceptions près, dans une position d'infériorité considérable !!!

. . . . . . . . . . . . . . . . . . . . . . . . . . . . . . . . . .

Les temps sont proches, nous dit-on ! L'administration actuelle de la Guerre, mieux éclairée que celles qui l'ont précédée et surtout plus soucieuse des véritables intérêts de l'armée, serait décidée à organiser le service vétérinaire sur des bases plus rationnelles et à octroyer au corps des vétérinaires la position, qu'à tous égards il est digne d'occuper dans l'armée. Espérons donc ! D'ailleurs, notre cause est trop juste et elle est trop intimement liée aux intérêts bien entendus de l'État pour qu'une solution favorable n'intervienne pas à bref délai !

---

(1) Tout récemment encore, au combat de N'Dour-Badian (Sénégal), notre collègue Aouchen a prouvé, qu'à l'occasion, les vétérinaires savent se montrer dignes de ce titre de *combattants*. Après s'être battu bravement aux côtés des autres officiers, ceux-ci tués, il prit le commandement de ce qui restait de cette poignée de héros et tomba en chargeant à leur tête !

www.ingramcontent.com/pod-product-compliance
Lightning Source LLC
LaVergne TN
LVHW010821180726
843502LV00009B/3456